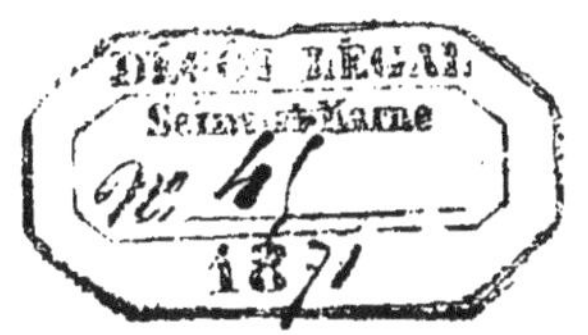

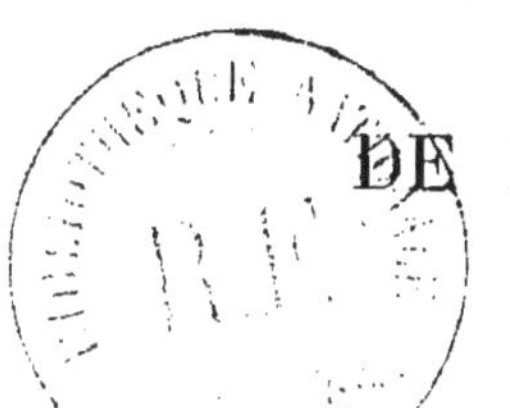

DE L'ALIMENTATION

DES

GLUCOSURIQUES

OUVRAGES DU MÊME AUTEUR.

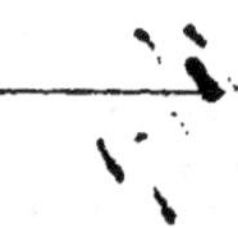

1° **Notice sur l'application de la Liqueur de Fehling à l'analyse de l'urine des diabétiques**, brochure in-8°, 1861.

2° **Note sur la purification des gommes-résines fournies par la famille des Ombellifères et de leur emploi en pharmacie** (*Journal de Pharmacie et de Chimie*, juillet 1863).

3° **Rapport à la Société de Pharmacie sur la question des sirops à l'occasion de la révision du Codex** (*Journal de Pharmacie et de Chimie*, 1861, t. XL; 1862 t. XLI).

4° **Notice sur la véritable formule de la Goutte noire anglaise** (*Journal de Pharmacie et de Chimie*, janvier 1864 ; *Bulletin général de Thérapeutique*, 1864).

5° **Les Eaux minérales à l'Exposition universelle de 1867** (*Annales de la Société d'hydrologie médicale de Paris*, t. XIV).

6° **Mémoire sur l'empoisonnement par le phosphore** (*Annales d'hygiène publique et de médecine légale*, 2ᵉ série, 1869, t. XXX, p. 180, et *Bulletin de la Société de Médecine légale de Paris*, 1869, t. I, p. 139).

7° **Rapport médico-légal sur l'empoisonnement par l'huile de croton tiglium** [en collaboration avec M. le Dʳ Hallé] (*Annales d'hygiène publique et de médecine légale*, 2ᵉ série, janvier 1871, p. 192).

8° **Observation relative à la pâte escharotique de Canquoin** (*Bulletin de la Société de thérapeutique*, t. II, p. 160).

DE L'ALIMENTATION

DES

GLUCOSURIQUES

PAR

M. C. MAYET

Ancien Président de la Société de Pharmacie de Paris,
Membre de la Société de Thérapeutique,
de la Société d'Hydrologie, de la Société de Médecine légale, etc.,
Chevalier de la Légion d'honneur.

DEUXIÈME ÉDITION

Prix : 75 centimes.

PARIS

J.-B. BAILLIÈRE ET FILS

LIBRAIRES DE L'ACADÉMIE DE MÉDECINE

Rue Hautefeuille, 19

1871

DE L'ALIMENTATION

DES GLUCOSURIQUES

Le traitement de la glucosurie est fondé, comme on sait, plutôt sur l'alimentation que sur l'emploi des médicaments.

Lorsqu'on se base sur les idées théoriques pour établir le régime des malades atteints de cette affection, on est naturellement porté à proscrire non-seulement les aliments qui contiennent le sucre tout formé, mais aussi tous ceux dans la composition desquels il entre de la fécule, c'est-à-dire l'élément susceptible de donner naissance à du sucre sous l'influence de la digestion des glucosuriques. Mais on peut se demander si en procédant seulement d'après des idées théoriques, on n'est pas porté à exagérer dans quelques circonstances la quantité de sucre que peut fournir tel ou tel aliment, en un mot, si, en l'absence d'expériences précises, l'esprit saisit d'une manière suffisante toutes les conditions de ce régime.

Ce travail a donc moins pour but de faire la critique du traitement qui a pour objet d'exclure les substances féculentes et sucrées du régime des diabétiques, traitement très-rationnel en lui-même et indispensable au début de la maladie, que d'en éclairer la marche, et surtout de venir en aide au médecin, dont les malades ne pourraient supporter certaines privations prolongées au delà d'un temps déterminé, en lui fournissant le moyen de régler avec précision la transition possible entre le traitement rigoureusement imposé aux malades lorsqu'ils produisent beaucoup de sucre, et le moment où une amélioration notable dans la maladie leur permet de revenir à une alimentation moins exclusivement animalisée.

Dans l'alimentation de l'homme en bonne santé, le pain tient à juste titre le premier rang; il justifie la préférence qui lui est accordée en dehors de son prix relativement peu élevé, par ses qualités alibiles, puisqu'il peut fournir les éléments nécessaires à la respiration au moyen de la fécule, et ceux non moins utiles à l'assimilation sous la forme de son principe azoté, le *gluten*. Aussi l'habitude générale de faire entrer le pain pour une forte part dans l'alimentation en rend la privation extrêmement gênante et quelquefois impossible pour un certain nombre de malades; pour obvier à l'inconvénient d'une privation complète de cet aliment, on a songé à le remplacer le moins désavantageusement possible; on s'est dit qu'en retirant le principe azoté de la farine, le gluten, et en confectionnant du pain avec cette substance, on répondrait au but indiqué par la théorie; mais les farines n'en contiennent que 10 pour 100 environ et la fabrication d'un pain mangeable avec le gluten seul est impossible. Il faut de toute nécessité mélanger le gluten avec une certaine quantité de farine, car sans cette addition le pain s'agglutine comme un morceau de caoutchouc sous l'effort de la mastication, et le bol alimentaire ne peut être avalé que très-difficilement; mais, d'un autre côté, il importe d'éviter l'addition d'une quantité de farine trop considérable, car le pain dit de *gluten* se rapprocherait alors de la composition du pain ordinaire et ne pourrait lui être substitué avec avantage.

Désirant répondre dans la mesure du possible aux besoins des consommateurs, l'industrie s'est mise à fabriquer des pains de gluten sous plusieurs formes : les uns sont secs, très-légers, ressemblant un peu à des échaudés ou à des biscottes; les autres, également secs, mais d'une consistance plus ferme, se rapprochent davantage de l'aspect du pain ordinaire.

Toutefois ces pains secs ne convenant pas à tous les malades, quelques boulangers de Paris font du pain de gluten frais ressemblant beaucoup au pain bis; on vend aussi de la farine dite de *gluten* avec laquelle les malades fabriquent ou font fabriquer sous leur surveillance le pain destiné à leur consommation; cette farine se prépare en ajoutant une certaine quantité de gluten pur à de la farine ordinaire; quoi qu'il en soit, on peut désirer connaître la proportion de fécule qui entre dans la composition du pain sec ou frais dont on fait usage; souvent aussi les malades désirent faire un choix éclairé par l'analyse entre plusieurs échantillons de pains de gluten, et consultent à ce sujet leur médecin ou leur pharmacien; mais en pareille circonstance il est difficile de se prononcer à la simple vue, et c'est la recherche d'un procédé d'analyse applicable en cette occasion qui a été le point de départ du travail que nous avons entrepris sur un assez grand nombre de substances alimentaires. L'analyse d'un pain est une opération longue et minutieuse; ce n'est qu'après de nombreux tâtonnements que nous nous sommes arrêté à un procédé qui nous a semblé offrir toutes garanties pour arriver à un résultat convenable.

Ce procédé repose sur la transformation de la fécule en sucre sous l'influence d'un acide et la détermination au moyen de la liqueur de Fehling de la quantité de sucre formé (1). Il est applicable à toutes les substances féculentes.

Nous employons de l'acide sulfurique étendu de 19 fois son poids d'eau, c'est-à-dire une liqueur acide au 20°; il résulte des nombreuses expériences que nous avons faites, que la liqueur à ce degré d'acidité est la plus convenable, parce que si on l'étend d'eau davantage, la transformation

---

(1) On trouve la plupart des instruments nécessaires pour l'analyse des substances féculentes dans la boîte portative à l'usage des médecins et des diabétiques, que nous avons établie pour l'analyse des urines sucrées. Le prix de cette boîte est de 40 fr.

de la fécule en sucre ne se fait qu'avec une extrême lenteur; au contraire, une liqueur plus concentrée peut charbonner sur les bords de la capsule une partie de la substance à analyser et entraîner des pertes dans la quantité de sucre produit.

Quant aux proportions de liqueur acide nécessaire pour la transformation de la substance amylacée en sucre, nous l'estimons à 40 pour 1.

L'opération en elle-même n'a rien de difficile, mais elle demande une attention soutenue et surtout une grande patience, car il ne faut pas moins de quatre heures pour chaque analyse.

Lorsqu'on soumet à une ébullition quelque peu prolongée une substance féculente en présence d'un acide dilué et qu'on l'essaye à diverses reprises par de l'eau iodée, la liqueur bleuit fortement tout d'abord, puis elle passe successivement au violet, au jaune et finit par ne plus donner aucune coloration; on pourrait croire que la transformation de la fécule est alors complète et se contenter du résultat de l'analyse du sucre produit à ce moment de l'opération, mais on serait induit en erreur, car en prolongeant longtemps encore l'ébullition, et en analysant la liqueur à diverses reprises, à des intervalles d'une demi-heure, on trouve une quantité de sucre progressivement croissante; on ne doit donc considérer la transformation comme complète que quand deux analyses faites à la distance d'une demi-heure ont donné des résultats concordants.

C'est en nous conformant aux précautions que nous venons d'indiquer que nous avons fait toutes les analyses dont nous donnons plus loin le résultat.

Voici quelques détails qu'il nous semble bon d'ajouter : ils sont applicables à toutes les substances féculentes qu'on veut analyser, mais nous supposons qu'il s'agisse de l'analyse d'un pain de gluten.

Lorsqu'on veut procéder à une analyse de pain de gluten, on doit le réduire à l'état de division le plus grand possible : s'il est sec on le pulvérise avec soin, s'il est frais on le triture dans un mortier avec une petite quantité d'eau de manière à en faire une pâte très-liée qu'on étend ensuite peu à peu avec la liqueur acide.

On prend pour chaque analyse 5 grammes de pain et 200 grammes d'eau acidulée au vingtième. On fait bouillir dans une capsule de porcelaine sur une lampe à esprit-de-vin en ayant soin de remplacer de temps en temps l'eau évaporée par une quantité équivalente d'eau distillée, de manière à maintenir le liquide au même niveau dans la capsule.

On essaye la liqueur au moyen d'un peu d'eau iodée, et à partir du moment où l'iode ne la colore plus on maintient l'ébullition pendant deux heures.

On contrôle alors par une pesée le poids du liquide de la capsule et on le complète, s'il y a lieu, avec un peu d'eau distillée de manière à obtenir 200 grammes. Pour un premier essai, on retire 40 grammes de ce liquide, on sature l'acide par une quantité suffisante de carbonate de potasse; nous employons à cet effet 10 centimètres cubes d'une solution de 1 p. de ce sel dans 2 p. d'eau, on s'assure d'ailleurs que l'acide est complétement saturé au moyen de quelques gouttes de teinture ou d'un papier de tournesol, puis on place le liquide saturé dans une éprouvette graduée à 50 centimètres cubes et l'on ajoute de l'eau distillée jusqu'à l'effleurement du trait indicateur.

C'est dans cette liqueur qu'on détermine la quantité de sucre contenue par les procédés ordinaires de dosage au moyen de la liqueur de Fehling.

La liqueur cupro-potassique n'est pas le seul moyen d'analyse du sucre dont on puisse faire usage; mais nous l'avons choisie parce que le dosage devant être fréquemment répété dans une même expérience, ce procédé nous a paru le plus expéditif et d'une exactitude relative suffisamment rigoureuse.

On entretient à l'ébullition la liqueur acide contenant la substance à analyser et l'on fait un nouvel essai toutes les demi-heures, en prenant une même quantité de 40 grammes de liquide après avoir eu soin de le ramener avec de l'eau distillée au poids primitif dont on a retranché la quantité employée pour chacune des prises que l'on a déjà faites.

On continue ainsi jusqu'à ce que deux essais, faits à une demi-heure d'intervalle, donnent des résultats concordants, ce qui n'arrive, en général, qu'après quatre à cinq heures d'ébullition.

On conçoit que ce moyen d'analyse peut être employé de la même manière pour toutes les substances alimentaires contenant de la fécule et nous nous en sommes servi en effet, non-seulement pour juger de la qualité du pain de gluten, mais encore pour établir une échelle de proportion entre divers aliments de manière que chaque malade puisse se rendre compte :

1° De la quantité équivalente d'un aliment avec un autre au point de vue de la quantité de sucre qu'il peut fournir;

2° De la quantité de chaque substance qu'on peut manger pour produire un même poids de sucre.

Nous avons consigné le résultat de nos analyses dans quatre tableaux. Le premier indique la quantité de sucre fournie pour 100 grammes de chacune des substances ou des aliments qui y sont inscrits.

Le deuxième indique la quantité de substance qui, en supposant la transformation complète par suite de la digestion glucosique, peut donner lieu à la production de 100 grammes de sucre.

Le troisième met en parallèle les quantités proportionnelles de principe féculent ou sucré contenu dans chaque substance comparée à l'amidon pris pour unité.

Enfin, le quatrième fait connaître quelle est la quantité d'aliments qu'il faut manger pour établir l'équivalent de 100 grammes de pain ordinaire au point de vue de la production du sucre.

N° 1. — Tableau indiquant la quantité de sucre fournie par 100 grammes de chacune des substances qui y sont inscrites.

	gr.	c.
Amidon pulvérisé	83	»
Farine	71	»
Pain ordinaire desséché	60	»
— frais.	50	»
Pâtes d'Italie pour potage	45	50
Farine de gluten (Martin).	38	40
Pain de gluten frais, fait avec la farine ci-dessus	27	70
— de la rue de Lancry	31	15
— sec, compagnie de Vichy	32	»
— vendu dans le commerce (très-sec).	62	50
Gluten granulé.	15	60
Vermicelle au gluten	41	60
Farine de riz.	62	50
Riz en grains, cuit à l'eau et égoutté	8	»
Gâteau de riz des ménages.	25	»
Pommes de terre cuites au four ou à l'étouffée	16	60
Purée de pommes de terre	8	30
Marrons rôtis.	20	80
Échaudé.	50	»
Haricots blancs cuits à l'eau et égouttés.	16	60
Lentilles cuites et égouttées	22	50
Carottes crues râpées (pulpe crue).	8	»
Carottes cuites et sautées au beurre	16	60
Purée de pois cassés (sans addition d'eau)	15	60
Navets en ragoût.	7	»
Petits pois conservés en boîtes	12	»

Nota. — Un pain en boule de la compagnie de Vichy pèse . . . . 8 gr.

Une cuillerée de purée de pommes de terre, marrons, pois cassés, mesurée au niveau du bord, pèse. 20

Une cuillerée de haricots cuits, lentilles, petits pois, sans sauce, prise au plat, pèse environ 20

Une cuillerée de pâte d'Italie, semoule sèche 15

Nº 2. — Tableau indiquant la quantité de substance que peut manger le malade pour donner lieu à la formation de 100 grammes de sucre.

		gr.
Amidon	(chiffres ronds).	120
Farine		140
Pain ordinaire desséché		166
— frais		200
Pâtes d'Italie pour potage		220
Vermicelle au gluten		240
Gluten granulé (Martin)		640
Pain de gluten (rue de Lancry)		320
Farine de gluten (Martin)		260
Pain de gluten frais, fait avec la farine ci-dessus		361
— sec, compagnie de Vichy		312
— très-sec, vendu dans le commerce		160
Farine de riz		160
Riz en grains, cuit à l'eau et égoutté		1250
Gâteau de riz des ménages		400
Pommes de terre cuites au four ou à l'étouffée		600
Purée de pommes de terre		1200
Marrons rôtis		480
Échaudé		200
Haricots blancs, cuits à l'eau et égouttés		600
Lentilles cuites et égouttées		444
Carottes crues, râpées		1250
Purée de pois cassés, sans addition d'eau		640
Ragoûts de navets		1428
Carottes sautées au beurre		600
Petits pois		800

Nº 3. — Tableau indiquant l'ordre qu'occupe chaque substance, suivant sa moindre contenance en principe féculent ou sucré, l'amidon étant pris pour unité.

Amidon	100
Farine de blé	116
Riz pulvérisé	133
Pain ordinaire desséché	138
— frais	166
Échaudé	166
Pâtes d'Italie	183
Vermicelle au gluten	200

Farine Martin, dite farine de gluten 216
Pain de gluten, compagnie de Vichy. 258
       —   (Lancry). 266
       —   avec la farine Martin. 300
Gâteau de riz des ménages. 333
Lentilles cuites à l'eau. 370
Marrons rôtis 400
Carottes sautées au beurre. 500
Pommes de terre cuites au four 500
Haricots blancs. 500
Purée de pois cassés. 533
Gluten granulé 533
Petits pois en boîtes. 660
Purée de pommes de terre.. 1000
Carottes cuites dans leur jus 1040
Riz crevé, cuit à l'eau. 1040
Navets en ragoût 1190

Nᵒ 4. — **Tableau indiquant la quantité équivalente de chaque substance au point de vue de sa contenance en principe sucré ou amylacé, le pain étant pris pour unité.**

Pain frais ordinaire 100
Amidon 60
Farine de blé 70
Riz pulvérisé. 80
Pain desséché. 83
Échaudé. 100
Pâtes d'Italie 110
Vermicelle au gluten 120
Farine Martin 130
Pain de gluten, compagnie de Vichy. 156
       —   (Lancry) 160
       —   avec la farine Martin. 180
Gâteau de riz des ménages. 200
Lentilles cuites à l'eau. 222
Marrons rôtis 240
Carottes sautées au beurre. 300
Pommes de terre cuites au four 300
Haricots blancs cuits à l'eau. 300
Purée de pois cassés. 320
Gluten granulé. 320
Petits pois en boîtes. 400
Purée de pommes de terre. 600
Carottes cuites dans leur jus. 625

Pour se rendre compte exactement des différences que présentent les substances entre elles, soit à l'état naturel, soit après qu'elles ont subi les préparations nécessaires pour leur transformation en aliment, il est important de remarquer leur état de sécheresse ou d'humidité, et d'observer que nous présentons leur contenance en principe féculent par rapport à leur poids et non à leur volume.

On sait d'ailleurs que dans l'alimentation des diabétiques, le pain ou les substances féculentes sont plutôt employés pour satisfaire à des habitudes ou tromper l'appétit, qu'à fournir au malade une alimentation réparatrice, qui lui sera toujours donnée d'une manière plus large et plus profitable sous la forme variée des viandes de toutes sortes et des vins généreux; il ne nous paraît pas moins utile cependant de savoir, qu'un malade fatigué de faire usage du pain de gluten pourrait varier son régime, sans changer le résultat final de sa digestion, en se contentant de manger 100 grammes de pain ordinaire au lieu de 150 grammes environ de pain de gluten; que si, à une quantité donnée de pain il voulait substituer la pomme de terre, qui elle aussi est une privation imposée à certains malades, il pourrait en manger, lorsqu'elle est cuite au four ou à l'étouffée, trois fois plus que de pain; et comme la pomme de terre exige pour être transformée en purée environ un poids d'eau égal au sien, c'est donc 600 grammes de purée de pommes de terre qu'il faudrait manger pour faire l'équivalent de 100 grammes de pain; or, une cuillerée de cette préparation culinaire pesant 40 grammes, 600 grammes représentent 15 cuillerées, quantité bien exagérée pour satisfaire à l'appétit ou au caprice d'un malade.

Le riz, qui retient beaucoup d'eau à la cuisson, nous présente un chiffre bien plus élevé encore, puisqu'il n'en faut pas moins de 625 grammes pour fournir la même quantité de sucre que 100 grammes de pain.

Pourra-t-on aussi proscrire d'une manière absolue les haricots et les lentilles, si l'on considère qu'il faut 300 grammes du premier et 222 grammes du second de ces légumes cuits à l'eau et égouttés pour faire l'équivalent de 100 grammes de pain, sans compter que l'écart entre ces quantités deviendra encore plus considérable par l'addition de l'eau et du beurre nécessaires à l'assaisonnement.

On serait tenté, en raisonnant par analogie, de proscrire aussi du régime des diabétiques les carottes cuites et les navets qui contiennent du sucre tout formé ; cependant il faut se garder d'exagérer l'importance de cette précaution, puisqu'il faut six ou sept fois autant de ces racines cuites dans leur jus que de pain pour produire la même quantité de sucre.

On prescrit souvent de substituer l'échaudé au pain; le résultat de nos expériences nous permet de faire remarquer que, sous le même poids, l'échaudé donne lieu à la production d'une quantité de sucre égale à celle que produit le pain lui-même, mais il a pour lui l'avantage de tromper le malade en se présentant sous un volume considérable; chaque échaudé ne pèse en effet que 35 grammes en moyenne, de sorte qu'il faut 3 échaudés pour faire l'équivalent d'un pain de luxe, dit petit Jocko, qui pèse 100 grammes. Enfin nous pourrions aussi faire observer qu'une cuillerée de pâtes d'Italie sèche pesant 15 grammes, une assiétée de potage qui représente environ cette quantité de pâtes cuites ne contient en somme que les éléments nécessaires pour former 6,85 de sucre, c'est-à-dire la moitié seulement de plus qu'une quantité égale de pain de gluten et un dixième de moins que le pain ordinaire.

Nous aurions désiré présenter ce travail plus complet en établissant aussi les quantités proportionnelles de sucre contenues dans les divers fruits sucrés : raisins, pêches, poires, fraises, etc., afin que le médecin sût à quoi s'en tenir exactement sur les quantités de sucre que représentent sous un poids connu une grappe de raisin, une cuillerée de fraises, etc. Mais nous sommes obligé de remettre le complément de notre travail à une époque plus éloignée, où la maturation de ces divers fruits nous permettra de le reprendre.

En résumé, il nous paraît démontré par le résultat de nos expériences :

1° Que la substitution du pain de gluten au pain ordinaire n'offre pas un avantage tellement considérable qu'on ne puisse se relâcher de son emploi lorsque dans certains cas il fatigue ou gêne le malade, en mesurant toutefois à ce dernier la quantité de pain ordinaire ou de tout autre aliment féculent à laquelle il doit se restreindre pour remplacer le pain de gluten ;

2° Qu'étant admise la difficulté de proscrire d'une manière absolue du régime des diabétiques, l'emploi des féculents, on s'est exagéré l'avantage qu'il y a à retrancher de ce régime un certain nombre d'aliments usuels dont la privation est souvent pénible au malade.

COULOMMIERS. — Typ. A. MOUSSIN.